Préfecture d'Alger Dépôt

I0059106

TOPOGRAPHIE MÉDICALE

DE

BORDJ - MÉNAÏEL

(ISSERS)

PAR

Charles-Claude BERNARD

Membre de Colonisation et Maire de Bordj-Ménaïel (province d'Alger),
Premier Suppléant du Juge de Paix,
Lauréat de l'Académie de Médecine de Paris,
Croix de bronze, Ambulances françaises (1870-1871),
Officier de l'Ordre du Nicham-Iftikhar,
Chevalier de l'Ordre de Charles III d'Espagne, de l'Ordre du Christ du Portugal,
de l'Ordre de l'Aigle rouge,
Membre et Correspondant de plusieurs Académies et Sociétés savantes
Nationales et étrangères,
Ancien Médecin du Chemin de fer de l'Est, de la Douane et de plusieurs
Établissements métallurgiques,
Ancien Délégué cantonal de la Meurthe, etc., etc.

ALGER

TYPOGRAPHIE VICTOR AILLAUD ET COMPAGNIE

1878

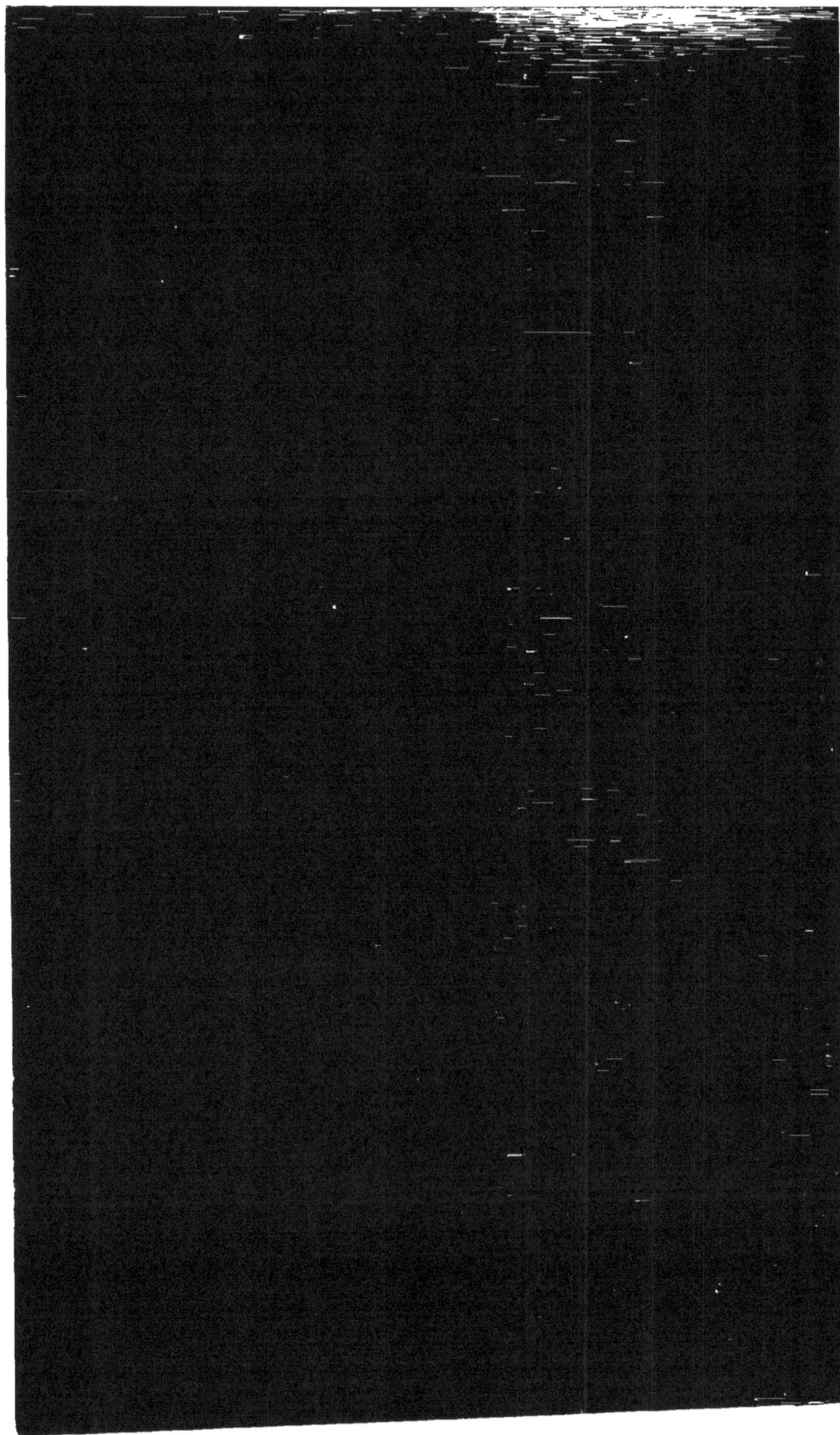

TOPOGRAPHIE MÉDICALE

DE

BORDJ - MÉNAÏEL

(ISSERS)

PAR

Charles-Claude BERNARD

Médecin de Colonisation et Maire de Bordj-Ménaïel (province d'Alger.)
Premier Suppléant du Juge de Paix,
Lauréat de l'Académie de Médecine de Paris,
Croix de bronze, Ambulances françaises (1870-1871).
Officier de l'Ordre du Nicham-Iftikhar,
Chevalier de l'Ordre de Charles III d'Espagne, de l'Ordre du Christ du Portugal,
de l'Ordre de l'Aigle rouge,
Lauréat et Correspondant de plusieurs Académies et Sociétés savantes
Nationales et étrangères
Ancien Médecin du Chemin de fer de l'Est, de la Douane et de plusieurs
Établissements métallurgiques
Ancien Délégué cantonal de la Meurthe, etc., etc.

ALGER

TYPOGRAPHIE VICTOR AILLAUD ET COMPAGNIE

1878

A

Monsieur Léonce GIRIEUD

JUGE DE PAIX DE BORDJ-MENAÏEL

Hommage très-affectueux et reconnaissant.

De votre serviteur,
CH. CL. BERNARD

Bordj-Menaïel, le 24 décembre 1877.

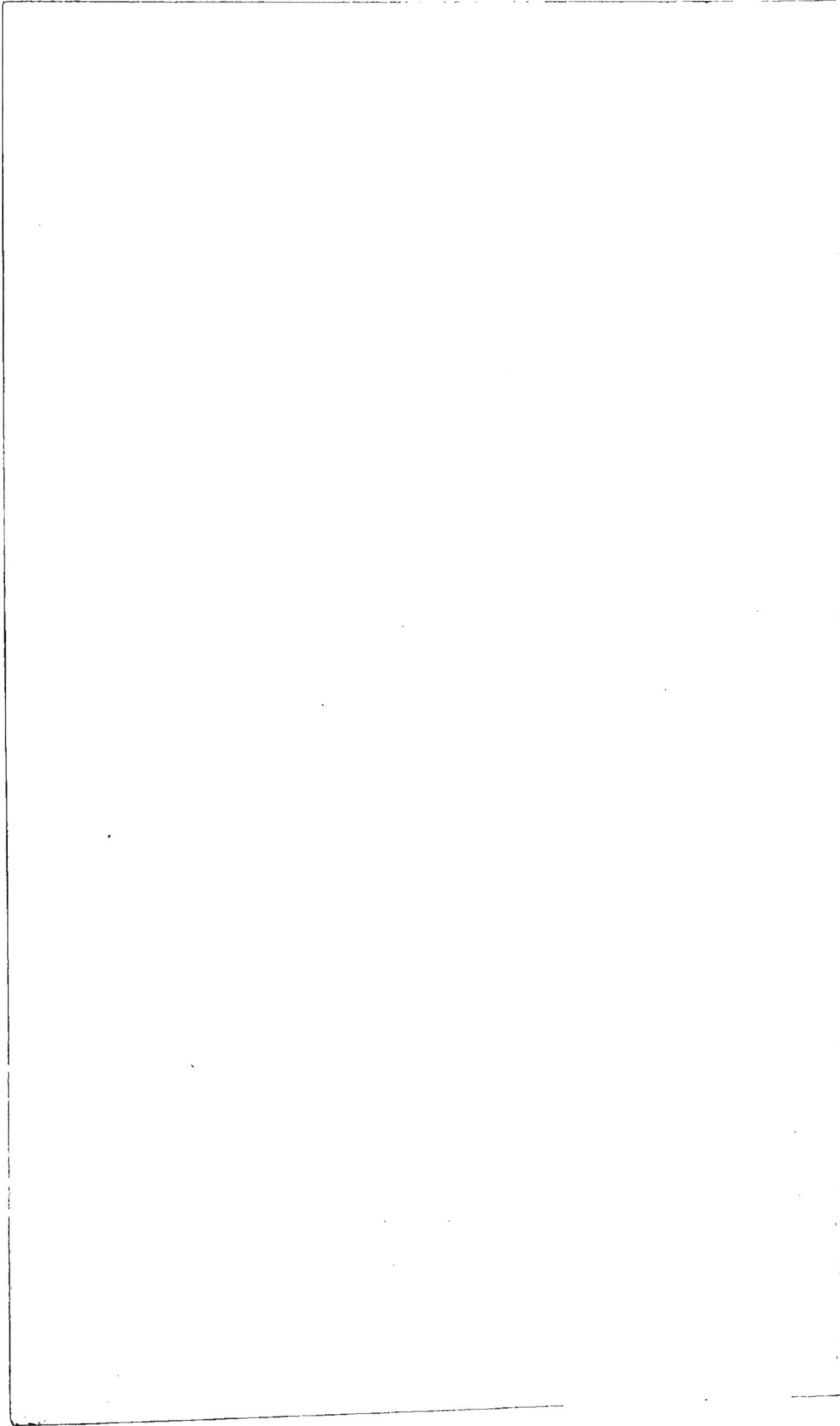

TOPOGRAPHIE MÉDICALE

DE

BORDJ-MÉNAÏEL

(ISSERS)

—⸻—

Cette circonscription médicale comprend un territoire d'une étendue de 50,484 hectares, et une population de 30,555 habitants, 1,380 Européens, 29,175 Indigènes musulmans.

Limité au nord par la mer Méditerranée ; au sud, par les montagnes du petit Atlas, sur une très grande étendue ; à l'Ouest, par le territoire de Blad-Guitoun et d'Isserbourg ; à l'est par la route d'Haussonviller (Azib-Zamoun) à Dellys, Bordj-Ménaïel, résidence du médecin de colonisation, considéré comme centre de circonscription, se trouve à 70 kilomètres d'Alger à 36°, 44' 50'' de latitude nord et à 1° 22' 45'' de longitude est; altitude sur la route départementale à la borne kilométrique n° 13, 28 mètres au-dessus du niveau de la mer.

Ce grand territoire est très accidenté, on y remarque des plaines assez étendues, des montagnes élevées. Aussi l'avons-nous divisé en trois zones, bien caractérisées, par la variété du climat, des altitudes, de la conformation du sol, de sa position.

1° La zone maritime qui comprend tout le littoral ;

2° La zone des montagnes ;

3° La zone des plaines.

La constitution médicale varie beaucoup suivant les races et suivant la conformation du sol.

Généralement les terres sont cultivables et de bonne qualité. La culture, depuis quelques années, a pris une grande extension.

Les couches très-multiples dans les plaines sont argileuses et marno-argileuses ; à mesure qu'on s'approche de la mer, la terre devient sablonneuse : quelques contrées mamelonnées sont graveleuses.

Dans les montagnes elles varient aussi ; elles sont tantôt : micaschisteuses, calcaires : à mi-côte on rencontre parfois des poudingues, des cailloux dans un ciment sablonneux ; souvent des marnes couronnent de nombreux mamelons ; dans beaucoup de points, il existe des couches de marnes ferrugineuses, des calcaires gréseux, souvent très friables

Les *Eaux*, généralement assez abondantes et d'assez bonne qualité, sont, en quelques points seulement, plus ou moins rares ; mais au moyen de travaux quelquefois importants, il est toujours possible de s'en procurer. Elles se trouvent alcalines dans les montagnes de la Kabylie, et dans les plaines l'élément salin domine, ce qui les rend moins potables que les précédentes.

Quant à l'analyse des principales sources qui servent actuellement à l'alimentation publique, je l'ai faite avec les plus grands soins et à différentes reprises : j'en réunis les données, dans un tableau joint à ce travail succinct.

Les variations qu'on remarque dans les altitudes, expliquent, suffisamment, les nombreuses variations atmosphériques de tout ce territoire; elles ont été prises avec la plus grande sollicitude, par mes soins, afin d'établir exactement les différentes situations climatériques que j'avais à observer.

L'*air*, généralement vif et pur de cette contrée, actuellemeut assez bien assainie, ne laissant plus autant à désirer que dans les temps anciens, l'hygiène s'y améliore considérablement.

Les vents les plus fréquents sont ceux de l'Est, du Nord-Est en été ; de l'Ouest et du Nord-Ouest en hiver. Dans les mois d'août et de septembre, on remarque que les vents du Sud ou *sirocco*, soufflent assez souvent, ordinairement pendant une série de trois journées, alors les pluies et les orages surviennent.

Les pluies, assez abondantes pendant au moins six mois de l'année, commencent ordinairement à la fin d'octobre, pour se prolonger pendant l'automne et l'hiver ; après quelques intermittences d'une durée variable, elles s'établissent définitivement et ne cessent guère qu'au mois de juin. Dans la plaine, les brouillards assez fréquents et épais ne sont pas aussi nuisibles qu'on est généralement disposé à le croire.

La température, très-variable mais assez uniforme par saison et par territoire, atteint dans la plaine un maximum de 43° C. qui peut être considéré comme le plus haut degré thermométrique dans les années moyennes, et un minimum de 6° qui n'est jamais descendu plus bas que 3°.

Dans les montagnes, les variations sont plus fréquentes et plus brusques ; la température la plus élevée, observée au marabout de Tim-Zeride, sur les montagnes du petit Atlas, à 884 m. 30, au-dessus du niveau de la mer, a été 38°; la plus basse 2° au-dessous de zéro. Généralement la température la plus élevée de l'année, se produit dans les mois de juillet et août. Le minimum s'observe dans les mois de janvier, février ou mars. La brise de mer qui vient régulièrement tous les jours pendant l'été vers 9 h. 1/2 du matin, rafraîchit très-agréablement la température parfois accablante.

Salubrité

D'après les anciens colons et les renseignements qu'il m'a été possible de me procurer, cette contrée était considérée comme très-insalubre ; seuls le littoral et les montagnes les plus élevées étaient habités par des Arabes et des Kabyles. Cette population laborieuse descendait dans la plaine, juste le temps nécessaire pour les cultures et les ré-

coltes des quelques points qui n'étaient pas sub-
mergés. Malgré cette précaution, beaucoup étaient
victimes de l'endémie palustre, ils emportaient avec
eux l'empreinte fatale de la cachexie caractéristique.
Ainsi la plaine de l'Isser, aujourd'hui si fertile et
si bien peuplée d'Européens, n'était qu'un vaste
marais infect ; les effluves pestilentiels étaient re-
doutés pas les habitants des environs, qui avaient
très-souvent occasion de constater la promptitude
et la gravité des accidents d'une périodicité an-
nuelle.

Actuellement cette plaine offre un beau panora-
ma; partout on aperçoit des fermes, des habitations
confortables, des jardins, des plantations d'arbres
en bouquet, des massifs d'Eucalyptus Globulus de
la plus belle venue. Traversée par la route départementale, n° 1, d'Alger à Dellys, Tizi-Ouzou, etc.
Toutes les terres complètement défrichées et culti-
tivées à la charrue française, produisent des rende-
ments qui font le bien-être du colon laborieux et
soucieux de l'avenir de sa famille. Cette belle plaine
a été livrée définitivement à la colonisation, à la
suite de l'insurrection de 1871, par M. l'amiral De
Gueydon, alors Gouverneur général de l'Algérie.

La végétation est d'autant plus forte et vigoureuse
que ce sont des terres d'alluvions, très meubles et
faciles à cultiver. Les nombreuses saignées, faites de
tous côtés, ont assaini cette plaine actuellement
très habitable, moins visitée et moins tourmentée
par les maladies que beaucoup d'autres endroits.

Les plantations d'arbres et surtout d'eucalyptus qui existent et qu'on remarque çà et là, contribuent énormément à assainir cette charmante vallée; plus de 35.000 de ces arbres ont été plantés par l'administration supérieure et les colons. De nombreuses observations prouvent suffisamment leur influence hygiénique et font apprécier leur grande valeur.

Quelques familles, au début, ont largement payé le triste tribut de l'assainissement progressif. Aujourd'hui, le danger est passé et n'existe plus. La sécurité hygiénique est satisfaisante; les résultats heureux font de tout ce territoire une vallée riche, prospère et d'un avenir assuré. Tous les jours la propriété acquiert une grande valeur qui ne peut qu'augmenter, à cause des nombreuses et faciles communications et des produits variés dont la progression ne se ralentit point.

Ayant assisté comme médecin et comme Maire au début de cette nouvelle colonisation, et l'ayant suivie très attentivement jusqu'à ce jour, il m'est permis de formuler les préceptes hygiéniques que je vais exposer.

Hyglène

Il ne faut pas croire qu'on puisse s'établir dans une nouvelle contrée, sans suivre aucune règle hygiénique particulière. C'est une grave erreur, qui a plongé plus d'une famille dans d'affreuses misères. Bien de ces malheurs auraient pu être évités facilement, si l'inconduite, la débauche, l'ivrognerie surtout n'étaient venus renverser, détruire des hommes assez vigoureusement constitués pour vivre longtemps.

Les statistiques que je possède sont effrayantes et même incroyables pour ceux qui n'ont point vécu parmi cette population : ainsi il arrivait souvent qu'un simple accès qui n'aurait été que très anodin, devenait, en fort peu de temps, brusquement meurtrier. La forme pernicieuse est là qui guette tous ces misérables ivrognes, dont la conduite journalière est d'abuser singulièrement des alcooliques les plus détestables, les plus frelatées et les plus nuisibles.

Ainsi, on peut dire que l'intoxication alcoolique conduit en train-poste le colon vers la misère profonde et hideuse, à une mort des plus brusques l'homme le plus vigoureux en apparence.

Les pneumonies, les bronchites, les fièvres d'accès, prennent en peu de temps une forme tellement grave que souvent le médecin n'est demandé que pour assister aux derniers moments de ces malheureux. La sobriété est ici le meilleur et le plus certain des préservatifs de toutes ces terribles complications et de ces tristes fins. Les maladies les plus fréquentes dans cette circonscription sont les fièvres intermittentes,

Les affections des voies respiratoires,

Les opthalmies,

Quelques affections intestinales, les affections

vermineuses, quelques affections rhumatismales et les insolations.

Fièvres intermittentes

De toutes les maladies, les plus fréquentes dans cette contrée sont les fièvres intermittentes. La forme quotidienne la plus commune ; les accès bi-quotidiens très-marqués chez les enfants pendant les grandes chaleurs. Les fièvres tierces et quartes, indices d'une intoxication plus ancienne et plus profonde, sévissent de préférence chez les indigènes.

Les quotidiennes et bi-quotidiennes sont plus fréquentes chez les Européens.

Les formes rémittentes et pernicieuses si nombreuses au début de la colonisation ne s'observent plus que rarement depuis environ deux ans, c'est-à-dire depuis que l'armée roulante a quitté ce quartier.

Il est excessivement rare qu'un Européen contracte la fièvre la première année.

Les autres fièvres sont par ordre de fréquence : La fièvre continue, la fièvre muqueuse, la fièvre vermineuse. Les fièvres éruptives, sous forme épidémique, telles : la rougeole, la scarlatine plus rarement, ainsi que la varioloïde, sont généralement assez rares ici, excepté la rougeole, qui paraît presque tous les ans, à l'automne de préférence.

La fièvre typhoïde est très rare ; je n'ai observé que deux cas graves en 1873, deux personnes venant de l'Est de la France, où elle sévit si souvent.

Causes occasionnelles

Les défrichements, les grands bouleversements de terres, sont ici, comme dans tous les pays du monde, la principale cause des fièvres d'accès. Au début de la colonisation, presque toutes les terres ont été mises en culture, ce qui n'avait jamais été fait d'une manière aussi complète. De là, le grand nombre de fièvres qu'on remarquait à cette époque. Il en est de même des eaux stagnantes, des marais, etc. En hiver, les débordements des rivières ou cours d'eau ont souvent lieu ; à cause de leur impétuosité, ils bouleversent et transportent des quantités de terres et de détritus de toutes sortes considérables. Quand les eaux se retirent, le plus souvent brusquement, toute cette vase boueuse plus ou moins infecte, reste sur les bords, se dessèche lentement par évaporation, pendant les grandes chaleurs de l'été. De là, des émanations continuelles qui vicient l'air des environs.

Causes accidentelles

Ce sont celles qui bien certainement ont fait le plus de victimes dans cette circonscription, et qui sont les plus à craindre dans les nouvelles colonies. Cette nouvelle population très hétérogène, venant de tous les côtés, ne se connaissant pas, et ne sachant pas les conditions obligatoires et indispensables d'une bonne hygiène et surtout de celle que réclamaient ces nouveaux centres, allait d'errements en errrements ; les uns ne s'abritaient qu'imparfaitement, plaçaient leurs habitations dans des points insalubres, mal aérés ; les autres par insouciance négligeaient de prendre une nourriture convenable ; un grand nombre vivaient à la manière des Arabes sans la moindre précaution, ajoutez à cela les nombreux abus de boissons signalés plus haut. L'habitation, la nourriture, les vêtements sont les principales choses à régler convenablement.

L'habitation sera en pierres, spacieuse, tenue proprement à l'intérieur : les alentours doivent être bien propres et libres de toutes immondices; la demeure sera éloignée des marais, des eaux stagnantes, placée sur une hauteur bien aérée de tous les côtés, jamais adossée à des terrassements comme cela s'observe si souvent, ni dans les bas-fonds; ne jamais habiter des gourbis, ni les petites maisons en planches, l'été la chaleur y est excessive, et l'hiver les intempéries occasionnent de nombreuses maladies.

La nourriture doit être régulière, variée, légèrement tonique ; les boissons prises avec une grande sobriété. Il ne faut jamais faire d'abus des alcools et de l'absinthe en particulier : on ferait sagement de la proscrire d'une manière absolue.

Les vêtements doivent être propres, souvent changés, blancs et légers en été. La flanelle convient parfaitement à cause de l'abondance de la sueur. Les ceintures de flanelle sont de rigueur en hiver.

La plupart du temps toutes ces conditions essentiellement hygiéniques et de première nécessité pour le colon, manquent ou sont très mal observées, alors il survient des désastres irréparables. Le chef de la famille disparaît, le reste tombe dans la misère.

Epoque et fréquence des fièvres intermittentes.

Dans la plaine de l'Isser elles sont assez fréquentes pendant le printemps et l'automne, surtout au moment où le dessèchement du sol se produit par les grandes chaleurs.

Sur le littoral elles n'y apparaissent que rarement, alors elles sont sans gravité et de courte durée.

Sur les montagnes elles ne s'observent qu'exceptionnellement : si on en constate quelques-unes, ce sont chez des individus nomades qui ont contracté le mal dans la plaine, ou bien comme cela se remarque chez les kabyles, elles résultent d'une très grande malpropreté des habitations réceptacle des immondices les plus dégoûtants, ainsi que des abords. Aussi n'est-il pas rare de voir des familles accablées par les fièvres, tandis qu'à côté, d'autres n'ont aucune indisposition; cela tient essentiellement au genre de vie et à toutes les conditions ci-dessus énumérées.

Il arrive souvent, chez les habitants de la plaine de préférence, que toutes les maladies, quelles qu'elles soient, se compliquent d'intermittence, en automne surtout.

Conséquences des fièvres intermittentes.

La cachexie paludéenne entraîne souvent après elle une anémie profonde assez rebelle ; quand elle se prolonge, elle détermine une atrophie musculaire effrayante ; il survient un engorgementt de certains viscères, la rate, le foie s'hypertrophient, deviennent même considérables. Il n'est pas rare de voir ces deux organes pris simultanément.

Il arrive souvent des dévoiements colliquatifs qui semblent être le résultat de la liquéfaction des parties solides du corps, des flux qui épuisent promptement.

Traitement.

La quinine est l'antidote par excellence : prise convenablement et avec persistance, elle produit les plus heureux résultats ; et comme adjuvants, les amers rendent d'importants services.

Les arsenicaux sont aussi la base d'un traitement spécial produisant d'excellents effets.

Les anémies réclament rigoureusement les ferrugineux, les quinquinas et les amers, etc.

Les engorgements de la rate, du foie sont parfaitement améliorés par l'usage du Bromure de potassium.

Après son usage assez prolongé, on obtient la résolution assez complète de ces organes hypertrophiés.

Les bains de mer (1) aident considérablement la

(1) Je me suis très bien trouvé de l'usage des bains froids (15 à 20°) pris

guérison des convalescences souvent si longues et si rebelles. Il en est de même de l'eau de mer pris en boisson.

L'abondante sécrétion biliaire inhérente aux pays chauds, détermine souvent des complications saburrales qui obligent à commencer le traitement par des vomitifs et des purgatifs répétés.

Affections pulmonaires.

Les pneumonies, les bronchites, sont ensuite les maladies les plus fréquentes : généralement elles sont plus nombreuses dans les zones des montagnes et des plateaux élevés, cela tient aux grandes variations atmosphériques parfois très brusques. Les nuits sont ordinairement très fraîches et froides surtout pendant la saison pluvieuse. Le plus souvent, on n'y fait pas assez attention, et subitement des individus sont pris sérieusement d'une de ces affections qui obligent à une médication prompte et énergique.

Il est à remarquer que ces pneumonies, qui au début semblent être anodines, deviennent brusquement meurtrières chez les alcoolisés ; en peu de temps, elles font des progrès terribles : les accidents de délirium tremens, qui le plus souvent compliquent cette maladie, enlèvent en peu de temps les les hommes les plus robustes en apparence ; il en est de même pour les bronchites cependant bien

tous les jours, pendant 5 à 10 minutes. Ainsi, cette année, grâce à ce traitemunt, je n'ai pris ni quinine ni fer.

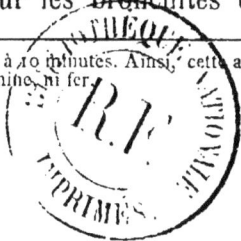

moins graves que les pneumonies. Ces affections se guérissent parfaitement dans un temps assez court, quand l'individu n'a pas abusé des alcools.

La sobriété est ici l'apanage de la plus belle santé; ainsi celui qui vit de tout avec modération résiste facilement à toutes ces maladies, et les complications sont excessivement rares.

Traitement : L'émétique, l'ipéca au début, les expectorants, les vésicatoires, etc., suffisent pour obtenir la guérison, en même temps qu'une médication symptomatique qui varie avec les accidents particuliers ou les complications individuelles.

Ophthalmies

Leur fréquence tient aussi, le plus souvent, à des causes hygiéniques déplorables ; elles se manifestent sous trois formes différentes :

1° L'ophthalmie catarrhale, 2° purulente, et 3° granuleuse.

Les conjonctivites catarrhales sont les plus communes, chez les enfants de préférence ; les granuleuses se rencontrent souvent, mais plutôt chez les Arabes et les Kabyles.

La forme catarrhale est caractérisée par les signes suivants qui manquent rarement : tuméfaction œdémateuse des paupières, secrétion muco-purulente abondante avec photophobie souvent très-forte; puis surviennent de petites phlyctènes sur la cornée qui se transforment en petites ulcères, surtout chez les enfants scrofuleux. Cette forme est souvent épidémique pendant les mois d'automne.

Dans la forme purulente : œdème considérable des paupières, secrétion puriforme abondante, souvent retenue par l'inflammation des paupières qui se retractent considérablement ; marche très-rapide des accidents suivants : ramollissement de la cornée, perforation et perte complète de l'œil.

Granuleuse : marche plutôt chronique, larmoiement et photophobie intense, secrétion puro-muqueuse épaisse, vascularisation de la muqueuse des paupières sur lesquelles on remarque de petites élevures, saillantes, mamelonnées, rouge vif, d'autres pâles jaunâtres, ou d'un blanc sale, quelquefois rondes, ou ovalaires, très-contagieuses. Les causes générales : l'éclat de la grande lumière, réfléchie par un sol poussiéreux et privé de végétation pendant l'automne.

L'air frais de la nuit provoque souvent ces différentes affections. L'introduction de différents corps fins irritants, qui voltigent dans l'air en grande quantité, à certaines époque de l'année, (ces différents corps sont des débris microscopiques de végétaux, d'animaux, etc.) et la contagion principalement, telles les causes les plus apparentes de toutes les ophthalmies que nous avons observées presque annuellement.

Chez les Arabes et les Kabyles, toutes ces affections, mais surtout la forme granuleuse, sont très communes, cela tient à leur malpropreté de corps et dans leurs habitations. Les vapeurs ammoniacales qui se dégagent continuellement et en grande quantité de l'intérieur de leurs gourbis contribuent à la fréquence et à la gravité de ces maladies, chez eux la contagion est la cause la plus commune.

Traitement. — Lotions fréquentes à l'eau chaude, jamais d'eau froide; émollients quelquefois utiles au début : Astringents et les opiacés les plus favorables, puis cautérisations. Souvent l'atropine rend les plus grands services.

Les dérivatifs cutanés, mais de préférence sur le tube intestinal. Un traitement général est obligatoire, quand l'état scrofuleux est soupçonné ou quand il y a de l'anémie, etc.

Les affections vermineuses sont assez communes, chez les enfants de préférence : outre les oxyures, ascarides, lombricoïdes, on rencontre quelquefois le tœnia, chez les Européens notamment. Je l'ai observé chez quelques Arabes, jamais chez les Kabyles.

Au printemps, on constate une quantité assez considérable de petits furoncles sans aucune gravité.

La dentition des enfants réclame de grands soins et une surveillance soutenue de l'alimentation toujours trop solide; le sevrage mérite aussi quelques observations : ainsi, il est toujours préférable d'allaiter les enfants, jusqu'à ce qu'ils aient au moins 6 à 8 dents, et de ne les sevrer que pendant l'hiver ; bien éviter les aliments surabondants qui ne peuvent que provoquer des accidents très graves.

Telles sont les principales maladies qui s'observent assez régulièrement tous les ans, à des époques presque déterminées, dans chacune de nos trois zones.

Comme on le voit, l'état sanitaire est satisfaisant ; les autres maladies accidentelles existent ici comme partout ailleurs, cependant beaucoup sont rares ou n'existent même pas : les hémorrhagies cérébrales, les apoplexies cérébrales, s'offrent excessivement rarement, il n'existe pas de paralytiques, très peu de fièvres typhoïdes, presque jamais d'affections cancéreuses, ni d'anthrax, etc.

La phthisie pulmonaire est inconnue, excepté chez ceux qui apportent ici le germe de cette maladie. J'ai eu à soigner des colons qui venaient de l'Est de la France, et se sont parfaitement guéris ; deux jeunes filles chez lesquelles la maladie était héréditaire. L'une d'elles avait, sous la clavicule droite, une caverne considérable, ce qui a été constaté par plusieurs confrères. Aujourd'hui, cette jeune fille jouit d'une santé excellente, monte à cheval presque tous les jours, se fatigue beaucoup sans la moindre indisposition, sans la matité et l'absence du bruit respiratoire en ce point, on ne pourrait reconnaître les tristes traces d'une phthisie aussi confirmée.

L'autre, après avoir présenté tous les symptômes d'une phthisie pulmonaire, au premier degré, possède actuellement une belle santé.

La scrofule, le rachitisme, affectent rarement les Européens ainsi que les Kabyles ; ils ne s'observent, et en petit nombre, que chez les Arabes de la plaine.

Les nécroses sont presque inconnues.

Les affections névralgiques, rhumatismales, se-raient encore plus rares, si on prenait des soins con-venables.

Dans quelques contrées, on remarque que les grossesses arrivent difficilement à terme ; ici, je n'ai constaté ce fait que dans des conditions exception-nelles, toujours provoquées par des accidents in-dépendants du climat et du territoire.

La syphilis constitue les accidents les plus com-muns et les plus effrayants qu'on observe chez les Arabes et les Kabyles ; ils n'ont aucune notion sur cette maladie et ses conséquences qui en font mou-rir un grand nombre tous les ans.

Les épidémies sont aussi rares que bénignes ; les plus fréquentes sont la coqueluche, la rougeole, la scarlatine, et quelques varioloïdes : quelquefois les grippes se font remarquer au commencement et à la fin des hivers, mais sans gravité.

Résumé : on arrive donc à conclure que l'hygiène la plus rigoureuse est le principal moyen d'éviter ici un certain nombre de maladies.

Etude spéciale des trois zônes.

1° Celle du littoral :

Les influences de l'endémie algérienne n'exis-tant ici que d'une manière insignifiante, les pré-dominances morbides sont rares. On y rencontre quelques cas de fièvres intermittentes au printemps et à l'automne, mais sans gravité et de courte durée Les maladies des voies respiratoires, les ophthalmies ne s'observent que très accidentellement. L'habitant du littoral est de tempérament sec, très bien constitué, très fort, nerveux.

2° Celle de la plaine :

Les fièvres d'accès y sont fréquentes; comme nous l'avons indiqué, on peut facilement s'en garantir. Une remarque sérieuse et bien faite, c'est que depuis les nombreuses plantations d'Eucalyptus faites dans cette région, elles diminuent considérablement ; il en est de même pour une grande quantité d'autres affections.

Les ophthalmies se renouvellent et apparaissent assez souvent, comme les affections des voies respiratoires. L'habitant de la plaine est lymphatique bilieux.

3° Celle des montagnes :

La déclivité du sol, sa constitution rocheuse qui le rend imperméable facilitent le rapide écoulement des eaux : aussi, l'atmosphère est pure ; les fièvres intermittentes sont très rares. Les organes de la respiration subissent souvent l'influence des perturbations météorologiques, ce sont les principales maladies qu'on observe dans cette zône.

Le montagnard a la poitrine large et développée, le teint coloré, les masses musculaires saillantes, les insertions tendineuses sèches, l'esprit vif, et les passions mobiles ; il est sanguin, nerveux.

ANALYSE QUANTITATIVE ET QUALITATIVE

des Eaux qui servent à l'alimentation publique de la circonscription médicale de **Bordj-Ménaïel**,

par M. Charles-Claude BERNARD, Médecin de Colonisation.

	SOURCE TALA MOKOR qui doit alimenter Isserville	SOURCE AÏN-BOUHEROU qui alimente seule Bordj-Ménaïel	PUITS DE M. BALLANCHE Lot urbain n° 112 de Bordj-Ménaïel	PUITS DE M. LOUIS CANAL Lot urbain n° I de Bordj-Ménaïel	PUITS DE Mme QUIN. Lot urbain n° 27 de Bordj-Ménaïel
Date de la prise d'eau	20 septembre 1877	19 mars 1876	1er mai 1877	1er mai 1877	1er mai 1877
Densité................	1.0002	1.0004	1.0006	1.0005	1.0005
Chlorure de sodium......	0.0146	0.0154	1.2005	0.0270	0.0200
— de calcium....	0.0100	0.0050	»	»	0.0080
— de magnésium.	0.0475	0.0366	0.0650	0.0340	0.0327
Totaux des Chlorures..	0.0721	0.0570	0.2655	0.0610	0.0607
Nitrate de potasse.......	»	traces	0.0049	traces	»
— de soude........	»	»	0.0075	traces	»
Totaux des Nitrates...	»	»	0.0124	»	»
Sulfate de chaux........	0.0335	0.0130	0.0477	0.0175	0.0295
— de magnésie.....	0.0020	0.0021	0.0185	0.0100	0.0060
Totaux des Sulfates...	0.0355	0.0151	0.0662	0.0275	0.0355
Carbonate de chaux.....	0.0890	0.0621	0.1645	0.0970	0.0740
— de magnésie..	0.0250	0.0500	0.0730	0.0250	0.0135
Totaux des Carbonates.	0.1140	0.1121	0.2375	0.1220	0.0875
Phosphate.............	»	»	traces	traces	»
Peroxyde de fer........	0.0260	»	»	»	»
Alumine...............	0.0260	»	»	»	»
Silice.................	0.0095	0.0010	0.0090	0.0055	0.0077
Totaux des sels Anhydres	0.0615	0.0010	0.0090	0.0055	0.0077

OBSERVATIONS GÉNÉRALES

Les principales sources des Beni-Mekla sont à peu près uniformes entre elles et semblables à celle dite Tala Mokor, dont les travaux de conduite sont commencés pour l'amener au centre du village d'Isserville.

Dans la montagne, les eaux sont légèrement alcalines, et dans les fonds et la plaine, l'eau des sources contient généralement les principes suivants : chlorure de sodium, forte proportion ; carbonate de chaux, proportion moyenne ; sel de magnésie, forte proportion ; acide carbonique libre, traces ; sulfate terreux, assez forte proportion ; fer, traces.

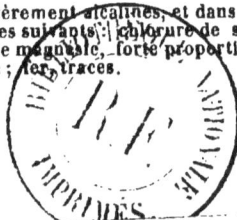

www.ingramcontent.com/pod-product-compliance
Lightning Source LLC
Chambersburg PA
CBHW070200200326
41520CB00018B/5482